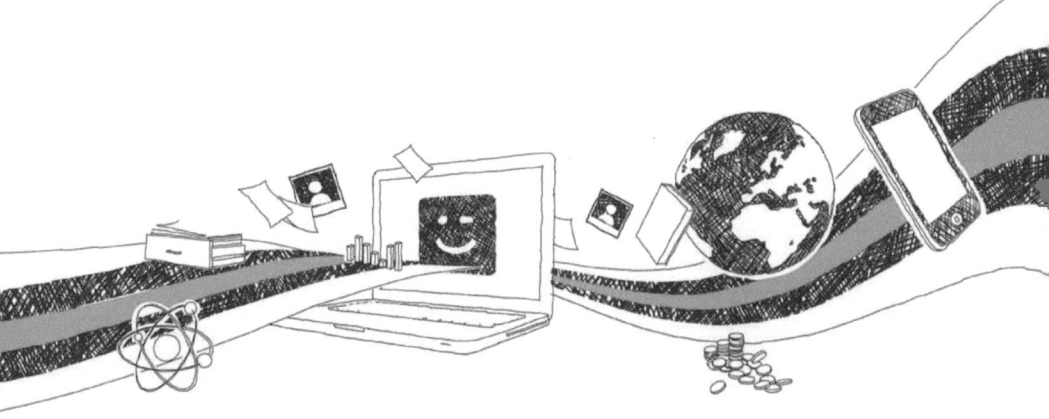
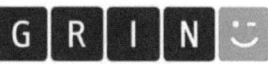

Bibliografische Information der Deutschen Nationalbibliothek:

Die Deutsche Bibliothek verzeichnet diese Publikation in der Deutschen National-
bibliografie; detaillierte bibliografische Daten sind im Internet über http://dnb.d-
nb.de/ abrufbar.

Dieses Werk sowie alle darin enthaltenen einzelnen Beiträge und Abbildungen
sind urheberrechtlich geschützt. Jede Verwertung, die nicht ausdrücklich vom
Urheberrechtsschutz zugelassen ist, bedarf der vorherigen Zustimmung des Verla-
ges. Das gilt insbesondere für Vervielfältigungen, Bearbeitungen, Übersetzungen,
Mikroverfilmungen, Auswertungen durch Datenbanken und für die Einspeicherung
und Verarbeitung in elektronische Systeme. Alle Rechte, auch die des auszugsweisen
Nachdrucks, der fotomechanischen Wiedergabe (einschließlich Mikrokopie) sowie
der Auswertung durch Datenbanken oder ähnliche Einrichtungen, vorbehalten.

Impressum:

Copyright © 2002 GRIN Verlag, Open Publishing GmbH
Druck und Bindung: Books on Demand GmbH, Norderstedt Germany
ISBN: 9783638756594

Dieses Buch bei GRIN:

http://www.grin.com/de/e-book/5193/der-schlaganfall-ursachen-symptome-und-
therapie

Ida Krämer

Der Schlaganfall. Ursachen, Symptome und Therapie

GRIN Verlag

GRIN - Your knowledge has value

Der GRIN Verlag publiziert seit 1998 wissenschaftliche Arbeiten von Studenten, Hochschullehrern und anderen Akademikern als eBook und gedrucktes Buch. Die Verlagswebsite www.grin.com ist die ideale Plattform zur Veröffentlichung von Hausarbeiten, Abschlussarbeiten, wissenschaftlichen Aufsätzen, Dissertationen und Fachbüchern.

Besuchen Sie uns im Internet:

http://www.grin.com/

http://www.facebook.com/grincom

http://www.twitter.com/grin_com

Kurzbeschreibung:

Allgemeine Beschreibung des Krankheitsbildes **"Schlaganfall"** mit Erscheinungsbild, Entstehungsmechanismen, Ursachen, Symptomen, Folgen und Therapiemöglichkeiten **am Fallbeispiel** einer 84Jährigen Patientin mit Zustand nach Apoplex mit linksseitiger Hemiparese.

Ausführliche Beschreibung der ergotherapeutischen Diagnostik, Zielsetzung und Therapieplanung, Behandlungsziele, Aufzeichnung des therapeutischen Weges, Behandlungsverlauf mit Bewertung und Vorschlägen für das weitere therapeutische Vorgehen.

Motorisch-funktioneller Behandlungsbericht, der sich insbesondere an angehende Ergotherapeut/-innen, aber auch an Krankenschwestern oder auch pflegende Angehörige richtet.

Suchworte: Schlaganfall, Apoplex, Apoplexia cerebri, cerebraler Gefäßinsult, Hirninfarkt, Hirnembolie, cerebrovaskuläre Insuffizienz, apoplektischer Insult, TIA, RIND, PRIND, PS, CS, Ergotherapie, Ergotherapeut/-in, Neurologie, motorisch-funktionell

Der Schlaganfall - apoplektischer Insult

Gliederung

1.   Allgemeine Beschreibung des Krankheitsbildes

Apoplektischer Insult = Schlaganfall

1.1   Kurze Erklärung

Der Schlaganfall beruht auf einer umschriebenen cerebralen Durchblutungsstörung, die eine Sauerstoffunterversorgung des Gehirns zur Folge hat. In den betroffenen Hirngebieten kommt es zum Gewebezerfall sowie zum Funktionsausfall, d.h. Erfolgsorgane können nicht mehr oder nur noch teilweise befehligt werden.

In Deutschland und anderen Industriestaaten steht der apoplektische Insult an dritter Stelle der Todesursachenstatistik. Die Letalitätsrate nimmt mit zunehmendem Alter rasch zu.

Sozialmedizinisch kommt der Erkrankung große Bedeutung zu, da die Hälfte der überlebenden Patienten arbeitsunfähig bleibt.

Synonyme: Apoplex, Apoplexia cerebri, cerebraler Gefäßinsult, Hirninfarkt, Hirnembolie, cerebrovaskuläre Insuffizienz.

1.2   Ursachen und Formen des apoplektischen Insults

1.2.1   Cerebrale Ischämie = primär ischämischer Insult

In ca. 85 % der Fälle von Apoplexie ist die Ursache eine cerebrale Ischämie = Mangeldurchblutung oder ein Gefäßverschluß eines oder mehrerer Hirngefäße.

- Ischämie durch Arteriosklerose
Häufigste Ursache der cerebralen Ischämie ist die Arteriosklerose. Arteriosklerose wird begünstigt durch Bluthochdruck, Nikotinabusus, zu hohem Cholesterinspiegel im Blut, Diabetes mellitus, Bewegungsarmut, Fehlernährung, bestimmte Persönlichkeitsmerkmale. Sie führt zu Gefäßverengungen und -verschlüssen, besonders an Gefäßverzweigungen, da dort Turbulenzen entstehen.

- Ischämie durch Schädigung der Arteriolen
Spätfolge von Diabetes mellitus ist u.a. die Schädigung der kleinen Gefäße = Mikro-angiopathie auch im Gehirn.

Ebenso kann es durch intermittierend (zeitweise) hohen Blutdruck zu einer Hypertrophie der Arteriolen kommen. Bei Blutdruckabfall verengen sich diese Gefäße und unterbrechen die Blutzufuhr.

- Gefäßverschluß durch Embolie
Auf Grund von Herzrhythmusstörungen, Herzklappenentzündungen oder nach einem frischen
Herzinfarkt werden im linken Vorhof Emboli gebildet, die zum Gehirn verschleppt werden
können. Meist wird die Arteria cerebri media verstopft.

Die Hirngefäße sind durch Gefäßnetze miteinander verbunden. Bei langsam steigender
Stenosierung kann durch Ausbildung eines Kollateralkreislaufes (=Umgehungskreislauf) die
Versorgung des betroffenen Gebietes gewährleistet bleiben, wenn die Versorgung des
Hirnareals über die Verbindungsarterie zur gegenseitigen A. carotis übernommen wird.
Bei einer cerebralen Ischämie ohne ausreichende Kollateralversorgung kommt es zum
Hirnifarkt mit nachfolgender Enzephalomalazie = Hirnerweichung

Verlaufsformen:

Einteilung in verschiedene Stadien je nach Schweregrad des Erscheinungsbildes.
Sonderform:

TIA   = transitorisch ischämische Attacke. = vorübergehende Minderdurchblutung.
Es kommt zu keiner Hirngewebsschädigung, alle Symptome bilden sich innerhalb von 24
Stunden zurück. Die TIA ist ein ernstzunehmendes Warnzeichen, da in 50% der Fälle ein
"echter" Hirninfarkt folgt.

Weitere Differenzierungen sind:

RIND   = reversibles ischämisches neurologisches Defizit

PRIND   = prolongiertes reversibles ischämisches neurologisches Defizit
              Rückbildung über einen längeren Zeitraum

PS   = progressive stroke = innerhalb von Wochen sich aufbauende Symptomatik
              mit teilweise reversiblen Symptomen.

CS   = completed stroke = vollständiger Verschluss mit bleibenden Defekten.

1.2.2 Hirnblutung = primär hämorrhagischer Insult

In 15% der Fälle ist die Ursache eines apoplektischen Insults eine Blutung im Gehirn,
entweder als hypertonische Massenblutung oder als subarachnoidale Blutung.

- hypertonische Massenblutung
Bei länger bestehender Hypertonie verlieren die Gefäßwände an Elastizität. Folge sind
Rissbildungen an den Gefäßinnenwänden, Aneurysmen und eine plötzliche Gefäßruptur, bei
der das Blut mit hohem Druck in das Hirngewebe eindringt. Dieser raumfordernde Prozess
führt in den betroffenen und auch in benachbarten Gehirnarealen zum Funktionsausfall. Um
die Blutung herum bildet sich ein Hirnödem. Es kann zum Einbruch in das Ventrikelsystem
kommen. (Symptom = blutiger Liquor).

- subarachnoidale Blutung

Es kommt zur akuten Blutung in den Subarachnoidalraum, die nicht durch Bluthochdruck hervorgerufen wird. Betroffen sind oft jüngere Patienten. Die Blutung tritt spontan oder nach körperlicher Belastung auf. Blutungsquelle ist meist die Arteria basiliaris.

1.3 Erscheinungsbild

Die Symptome eines Apoplex können akut oder subakut auftreten. Typisch für den Apoplex ist der schlagartige Beginn (griech. apoplexia =Schlag), eine langsame Entwicklung der Symptome über einen längeren Zeitraum ist selten.

Symptome:

- Bewusstseinseintrübung oder - verlust bis zum Koma
- Schwindel
- Übelkeit
- Kopfschmerzen
- Unruhe
- Schweißausbrüche.

- Die Schwere des Verlaufs eines Apoplexes ist abhängig von der Ursache. Im Falle einer Blutung kommt es fast immer zum Bewusstseinsverlust. Je länger die Bewusstlosigkeit dauert, um so ungünstiger ist die Prognose

- Je nach Ort der Schädigung kann man unterschiedliche neurologische Ausfälle beobachten. Für das Erscheinungsbild ist es von großer Bedeutung, ob der Insult in der dominanten oder nichtdominanten Gehirnhälfte liegt.

- Häufigste Symptome nach einem Schlaganfall sind Halbseitenlähmungen (Hemiparesen = inkomplette Lähmungen oder Heimpeligen =komplette Lähmungen) kontralateral zum Ort der Schädigung im Gehirn. Die gesamte Körperhälfte mit Kopf, Hals, Rumpf und Extremitäten ist betroffen.

- Diese Lähmungen sind zunächst schlaff, gehen nach Tagen oder Wochen oft über in spastische Paresen. Dabei bildet sich ein typisches spastisches Muster heraus, wobei es bei einzelnen Patienten Abweichungen geben kann:

- Der Kopf ist zur plegischen Seite geneigt, das Gesicht zur gesunden Seite gedreht ("der Patient schaut seinen Herd an")

- Die Schulter der plegischen Seite befindet sich in Retraktions- und Depressionsstellung.

- Das Gewicht liegt auf der gesunden Seite mit einer Verkürzung der plegischen Rumpfseite und einer Verschiebung der Symmetrieachse zur gesunden Seite hin. (Puschen: Verschiebung zur plegischen Seite)

- Der plegische Arm ist adduziert und nach innen rotiert, Ellbogen, Hand- und Fingergelenke sind flektiert, der adduzierte Daumen liegt in der Handinnenfläche, Pronation der Hand.

- Das plegische Bein ist gestreckt, adduziert und innenrotiert, der Fuß befindet sich in Spitzfußstellung.

- Zur Kompensation der Funktionsausfälle kommt es oft zu einer Überaktivierung der gesunden Seite.

- Bei Hirnnervenbeteiligung kann beispielsweise eine Facialisparese mit Mund- und Zungenschiefstand sowie Speichelfluss und Schluckbeschwerden hinzukommen. Ursache ist eine Mitbeteiligung des VII. Hirnnervs.

- Die motorischen Störungen sind oft gekoppelt mit Sensibilitätsstörungen. Dabei sind sowohl Oberflächen- als auch Tiefensensibilität gestört. (Herabgesetzte bzw. fehlende Sensibilität oder Übersensibilität).

- Bei einem Insult in der dominanten Hemisphäre kann es zur Aphasie, einer zentralen Sprachstörung kommen. Man unterscheidet folgende Formen von Aphasie:

  - sensorische Aphasie = Sprachverständnisstörung
  - motorische Aphasie = Sprechunfähigkeit
  - amnestische Aphasie = Wortfindungsstörung

- Meist findet man eine Kombination aus allen Aphasieformen.

- Außerdem können andere, von der Sprache abhängige Funktionen wie Lese- oder Schreibfähigkeit gestört sein (Alexie, Agraphie).

- Typisch für den rechtshirnigen Insult (Insult in der nichtdominanten Hemisphäre) sind Körperschemastörungen. Diese führen zu Raumanalysestörungen und evtl. zu Orientierungsstörungen oder Orientierungslosigkeit

- Bei Schädigung der linken als auch der rechten Hemisphäre können Hemianopsien (Gesichtsfeldausfälle) auftreten.

- Zu den genannten Symptomen treten oft noch neuropsychologische Störungen wie Apraxie und Neglect, psychische Störungen; mangelnde Aufmerksamkeit und Konzentration; Einschränkungen des Gedächtnisses und der Merkfähigkeit.

1.4 Eventuelle Folgeerscheinungen

direkt	indirekt
- Hemiparese / Hemiplegie	Rollstuhl, Gehhilfen
- Spastiken	Kontrakturen, Sehnenverkürzungen
- Blutzirkulationsstörungen	Thrombosen
- Neglect	Verletzungen

- Ataxie	Verletzungsgefahr
- eingeschränkte Bewegungs- fähigkeit z.b. durch ständiges liegen	Pneumonie, Dekubitus, Kontrakturen
- eingeschränkte Mobilität Pflegebedürftigkeit	verminderte Selbständigkeit, Isolation
- Sensibilitätsstörung	Verletzungsgefahr (z.B. durch Verbrennungen)
- Apraxie	Unsicherheit im Kontakt mit anderen Menschen und in der eigenen Handlungsfähigkeit
- Aphasie, HOPS	Kommunikationsschwierigkeiten, Isolation
- psychische Störungen =	Depressionen, Ängste, verminderte Motivation

1.5 Allgemeine therapeutische Interventionen

a) Medizinische Versorgung:

- Blutdruckstabilisierung
- Verbesserung der Herzleistung
- Behandlung der Grundkrankheiten wie z.b. Gefäß- und Kreislauferkrankungen
- evtl. Wiederherstellung der Durchgängigkeit von stenosierten Gefäßen durch operativen Maßnahmen
- Senkung der Blutviskosität, d.h. Verbesserung der Fließeigenschaften und Zirkulation des Blutes
- neurologische Diagnostik, Therapie des Hirnödems
- Thromboseprophylaxe
- Beseitigung bzw. Beeinflussung von Risikofaktoren zur Vermeidung eines Reinfarktes

b) Krankengymnastik

Zur Vorbeugung von Kontrakturen soll die krankengymnastische Behandlung sofort nach der Akutphase beginnen. Dazu gehören passive und aktive Übungen in Rückenlage, Seitenlage sowie im Sitzen und Stehen (je nach Befinden des Patienten). Hinzu kommen Gleichgewichtsübungen und die Lockerung der Spastik. Weiterhin geht es um die Korrektur von Fehlbewegungen und Fehlhaltungen. Zusätzlich dazu gehören Rollstuhltraining und Gehschule.

c) Massagen

Im Akutstadium werden Streichmassagen angewendet, um Thrombosebildung zu vermeiden. Zur Vorbereitung bewegungstherapeutischer Maßnahmen kommen dann lockernde Techniken wie z.B. Streichungen, Vibrationen, Schüttelungen und leichtes Kneten.

d) Elektrotherapie

Die Elektrotherapie dient zur Lockerung der Spastik. Das gestörte Gleichgewicht zwischen Agonisten und Antagonisten soll korrigiert werden. Das Ziel ist, durch Anregung der Durchblutung eine Verbesserung des Stoffwechsels in den Muskeln zu erreichen. Weiterhin soll die Elektrotherapie eine Linderung des Überlastungsschmerzes in den noch aktivierbaren Muskeln bewirken.

Für die pflegerische, krankengymnastische und ergotherapeutische Behandlung hat sich das Konzept nach Bobath bewährt.

e) Sprachtherapie / Logopädie

Eine Aphasie erfordert eine Therapie durch einen Logopäden. Verbesserung der Mundmotorik, die Fähigkeiten des Sprechvermögens und des Sprachverständnisses sowie anderer sprachabhängiger Fähigkeiten müssen gefördert werden.

f) Psychologische und neuropsychologische Betreuung.

g) Hilfestellung durch Sozialarbeiter in Renten- und Wohnungsangelegenheiten, Rehabilitation sowie in finanziellen Fragen.

h) Maßnahmen zur beruflichen Rehabilitation zur Wiederherstellung der Erwerbsfähigkeit und zur Einleitung einer evtl. notwendigen Umschulung.

i) Der Patient sollte auf Selbsthilfegruppen hingewiesen werden.

j) Ergotherapie

Hilfe zur Selbsthilfe, d.h. analysiert und beobachtet die noch vorhandenen Fähigkeiten des Patienten und übt die Selbsthilfetechniken und Adaptationen ein. Verbesserung, Erhaltung und Kompensierung von motorischen, sensorischen, neuropsychologischen und anderen Funktionen. (Weitere Beschreibung unter Punkt 2. Beschäftigungstherapeutische Behandlungsmöglichkeiten)

2. Beschäftigungstherapeutische Behandlungsmöglichkeiten

Ziel der ergotherapeutischen Behandlung ist die größtmögliche Selbständigkeit des Patienten. Er soll unabhängig von Hilfsmitteln und fremder Hilfe in seiner gewohnten Umgebung leben können und nach Möglichkeit seinen alten Arbeitsplatz einnehmen können.

Der Therapiebeginn muss möglichst früh angesetzt werden, um zusätzlichen Komplikationen, z.b. von Seiten des vegetativen Nervensystems, einer Thrombosierung des plegischen Beines, der Ausbildung von Kontrakturen und Sehnenverkürzungen oder einer Hospitalisierung im psychologischen Sinne vorzubeugen. Direkt nach der Krankenhauseinlieferung müssen entsprechende Lagerungsmaßnahmen zur Vermeidung von Kontrakturen und Fehlstellungen der Extremitäten getroffen werden: bei schlaffen Lähmungen erfolgt die Lagerung in Mittelstellung (physiologische Stellung) der Gelenke; wird eine Spastik erwartet, ist zusätzlich eine Spastikhemmende Lagerung vorzunehmen.

Das Bobath-Konzept ist ein wesentlicher Bestandteil in der Behandlung der Hemiplegie. Es ist als 24 Stunden-Konzept angelegt, was eine intensive Zusammenarbeit von Pflegepersonal, Krankengymnasten und Ergotherapeuten erfordert. Die richtige Lagerung ist sehr wichtig für die Bemühungen um Mobilisation. Der Patient soll nicht nur auf dem Rücken oder auf der nicht betroffenen Seite liegen, sondern auch auf der plegischen Seite, um die Sensibilität und die Wahrnehmung der betroffenen Seite zu fördern.
Der Kontakt mit dem Patienten sollte über die hemiplegische Seite erfolgen. Es besteht die Gefahr einer völligen Vernachlässigung der gelähmten Seite. Der Arm der plegischen Kärperhälfte wird sowohl im Liegen als auch im Sitzen so gelagert, dass das Gewicht getragen wird, er im Blickfeld des Patienten ist, einer Luxation der Schulter entgegengewirkt wird und eine Verletzungsgefahr ausgeschlossen ist.

Das Hauptproblem des Patienten ist der unterschiedliche Haltetonus der beiden Körperhälften. Wird die Spastizität auf der plegischen Seite zu groß, besteht die Gefahr von Kontrakturen und daraus entstehender Bewegungseinschränkungen.
Im Bobath-Konzept geht es darum, die pathologischen Haltungs- und Bewegungsmuster des Hemiplegikers abzubauen und physiologische Bewegungsmuster aufzubauen, wobei die normalen Bewegungen und Handlungen des Alltags maßgebend sind. Zur Erreichung dieses Ziels muss der Muskeltonus normalisiert und das Körpergefühl stimuliert werden.
Dies erfordert das ständige Einbeziehen der plegischen Seite. Die physiologischen Bewegungen werden zunächst vom Therapeuten geführt, der Patient bekommt das Gefühl für die Bewegung zurück.

Die Ergotherapie wird mit der Erhebung des ergotherapeutischen Befundes begonnen. Hierbei werden die Art und der Umfang der entstandenen Funktionsausfälle festgestellt.

Unter Berücksichtigung des psychischen und physischen Gesundheitszustandes des Patienten kann dann mit dem ersten Selbsthilfetraining begonnen werden, z.B. die Bedienung der Klingel, das eigenständige Essen, usw. Um Kontrakturen, Sehnenverkürzungen und Gelenkversteifungen zu vermeiden, sollte die betroffene Seite bzw. Extremität regelmäßig durchbewegt werden (passiv oder aktiv). Dies dient auch der Hemmung der Spastik. Die betroffenen Extremitäten sollten in die Bewegungsabläufe einbezogen werden (Durchführung der Bilateralen Bewegungsübungen.)

Sobald der Patient am Bettrand sitzen kann, können die Balance- und Gleichgewichtsübungen durchgeführt werden. Hierbei ist zu beachten, dass der Bodenkontakt hergestellt werden muss, z.b. durch eine Fußbank.

Wichtig ist die Kräftigung und Stabilisierung der Rumpf- und Armmuskulatur, etwa durch handwerkliche Tätigkeiten (Peddigrohr) und Stehtraining.

Zur Koordinationsschulung kann auch ein Spiegel benutzt werden.

Hinzu kommt das allgemeine Selbsthilfetraining. Dazu gehören das eigenständige Be- und Entkleiden oder die Toilettenbenutzung.

Zur Förderung der Mobilität des Patienten wird Rollstuhltraining eingesetzt.

Sobald der Patient über eine gewisse Mobilität verfügt, sollten die weiteren ergotherapeutischen Maßnahmen in den dafür vorgesehenen Räumen stattfinden.

Um der Immobilität des Patienten entgegenzuwirken, sollte der Transfer aus dem Rollstuhl auf einen Hocker oder Stuhl und zurück eingeübt werden. Hierdurch soll dem Patienten auch vermittelt werden, dass er nicht für den Rest seines Lebens an den Rollstuhl gefesselt ist.

Weitere therapeutische Maßnahmen:

- Sensibilitätstraining (Übungen durch Druck, Temperatur, Vibrationen usw.)
- Neuropsychologisches Training:
     * Konzentrationstraining
- Merkfähigkeits- und Gedächtnistraining
     * Wahrnehmungstraining
- Hilfsmittelversorgung
- Beratung des Patienten und deren Angehörige hinsichtlich behindertengerechtes Wohnen.
- Psychischer Betreuung. Der Patient soll lernen, sich mit den Funktionsausfällen und deren Folgeerscheinungen auseinanderzusetzen. Dazu gehört das finden neuer Lebensinhalte und die Akzeptanz der neuen Lebenssituation.

Folgende Medien finden in der Therapie Anwendung:

- Schreib- und Leseübungen z.B. für die Arbeit mit Aphasikern.
- Handwerkliche Techniken (Peddigrohr, Ton)
- Adaptierte Spiele, die zur Funktionsschulung angewendet werden (z.B. das modifizierte Solitaire)
- Arbeitsbögen für das Gedächtnistraining
- PERTRA - Satz
- Kommunikationshilfen wie z.B. Bild- und Worttafeln, Buchstabenbrett, selbstgemachte Wörterbücher
- Elektrogeräte, z.B. PerY- Rehabilitator als Muskelstimulator und als EMG-Biofeedback-Gerät.
- Moto-med Bewegungstrainer für passive oder aktiver Gymnastik zur Förderung der Durchblutung, Stabilisierung des Kreislaufs, zur Aktivierung des Magen- Darm- Traktes, zum Muskelaufbau und zur Förderung des Stoffwechsels und Training der Gelenkbeweglichkeit.

3. Allgemeine Daten des Patienten

Name: Frau H.
Alter: 84 Jahre
Beruf: Köchin

3.1 Diagnose

- Zustand nach Apoplex mit linksseitiger Hemiparese
- Facialisparese
- Gonarthrose
- Herzinsuffizienz, KHK (Koronare Herzkrankheit)
- Cholelitiasis
- Zustand nach Gallenkoliken
- HOPS
- Hämorrhoiden

3.2 Soziale Anamnese

Frau H. wurde im Juni 1910 als sechstes von insgesamt sieben Kindern in Dessau geboren. Ihre Eltern besaßen ein kleines Lebensmittelgeschäft. Frau H. hatte neben fünf Schwestern nur einen Bruder.

Von den sechs Geschwistern von Frau H. leben noch drei Schwestern: Zwei in der Nähe von Köln, eine im XXX - Altenzentrum.

Der Vater verstarb bereits im Jahre 1921, die Mutter starb im Alter von fast einhundert Jahren.

Frau H. besuchte die Volksschule in Dessau. Anschließend machte sie eine Ausbildung als Köchin. Nach Beendigung der Ausbildung arbeitete sie als Köchin.

Im Alter von 21 Jahren heiratete Frau H. Während des zweiten Weltkrieges nahm sie an einer Ausbildung als Rote- Kreuz- Schwester teil. Sie leistete als Krankenschwester Hilfe beim Eintreffen von Verwundeten von der Front. Nach dem Krieg bildete Frau H. Schulkinder in Erster- Hilfe aus. Sie leistete bei Bedarf auch medizinische Hilfe, da es in der Nähe ihres Wohnortes weder einen Arzt noch eine Krankenschwester gab.

Im Jahre 1943 bekam Frau H. einen Sohn. Nachdem ihr Mann verstorben war, zog sie mit ihrem Sohn zu ihrer Mutter nach Köln. Sie fand eine Beschäftigung bei der Firma Ford als Aushilfskraft in der Kantine und arbeitete dort bis zum Rentenalter. Während dieser Zeit lebte sie allein in einer eigenen Wohnung. Ihr Sohn starb im Alter von 37 Jahren.

1992 meldete sich Frau H. für ein Apartment im XXX - Altenzentrum an, sie erlitt jedoch im August einen Schlaganfall. Nach der Entlassung aus dem Krankenhaus wurde sie von einer Freundin aufgenommen und gepflegt. Noch während des Krankenhausaufenthaltes sorgte ihr Enkel (das einzige Kind ihres verstorbenen Sohnes) für einen Platz im Pflegeheim.

Frau H. wurde im Januar 1993 in ein Doppelzimmer auf der Pflegestation hier im Haus aufgenommen. Sie ist Selbstzahlerin, nach der Finanzierung des Aufenthaltes im Altenzentrum verbleiben ihr noch ca. 200,- DM monatlich als Taschengeld. Sie wird sehr oft von ihrer 94Jährigen Schwester, die ebenfalls im XXX - Altenzentrum in einem Apartment lebt, und von ihrem Enkel besucht.

Sie unterhält außerdem regelmäßigen Kontakt zu zwei Freundinnen aus dem Seniorenclub. Nach eigenen Angaben hat sie kaum Kontakt zu den anderen Bewohnern des Altenzentrums.

3.3   Medizinische Anamnese

Eine Akte, aus der die medizinische Anamnese von Frau H. entnommen werden könnte, war leider nicht vorhanden. Es existiert lediglich eine Pflegedokumentation und der Entlassungsbrief aus der Neuroklinik in YYY. Frau H. selbst berichtet, daß sie Ende der 50er Jahre einen Herzinfarkt mit anschließender Lungenembolie erlitten habe. Zu Beginn der 60er Jahre wurde sie am Unterleib mit Verdacht auf Krebs, was sich jedoch nicht bestätigt hat, operiert.

Frau H. gibt an, am 20. 8. 1992 (vor 2 1/2 Jahren) während des Duschens plötzlich umgefallen und ohne Bewusstsein gewesen zu sein. Danach habe sie beobachtet, dass ihr Gesicht schief geworden sei und eine Lähmung der linken Seite auftrat. Am selben Tag wurde sie ins Krankenhaus eingeliefert. In der Zeit vom 12. 10. 1993 bis 7. 12. 1993 erhielt Frau H. eine Rehabilitationsbehandlung in der Neuroklinik in YYY.

Aktuelle Medikation:

- Isoket ret.	1 - 0 - 0 - 0
- Corvaton ret.	0 - 0 - 1 - 0
- Saroten 25 mg	1 - 0 - 2 - 0
- Akatinol	1 - 0 - 1 - 0
- Aprical long	1 - 0 - 0 - 0
- Aquaphor 10mg	1 - 0 - 0 - 0
- Spasmo-gallo-sanol	1 - 1 - 1 - 0

Anwendungen und Nebenwirkungen: *Quelle: Rote Liste*

- Isoket ret.
Anw.: bei KHK, Angina pectoris
Nw.: Hypotonie, Kollaps, Kopfschmerzen

- Corvaton ret.
Anw.: KHK, Angina pectoris, Hypertonie
Nw.: Hypotonie, Reaktionsvermögen kann eingeschränkt werden

13

- Akatinol

Anw.: zur Steigerung von Hirnleistungsfunktionen, zur Verbesserung der Motorik, bei depressiven Stimmungen, nach Schädel Hirn Verletzungen, cerebrale und spinale Spastiken

Nw.: Schwindel, motorische Unruhe, Müdigkeit, Kopfdruck

- Saroten

Anw.: alle Formen und Schweregrade des depressiven Syndroms

Nw.: vorwiegend Störungen des vegetativen Nervensystems wie Schwitzen, Tremor, Sedierung, Schwindel, Kopfschmerzen, Mundtrockenheit, Obstipation ...

- Aprical

Anw.: Angina pectoris

Nw.: Flush, Erytheme, Tremor, Kopfschmerzen, Schwindel, Müdigkeit

- Aquaphor

Anw.: Diuretikum, bei Oedemen, Hypertonie

Nw.: Wadenkrämpfe, Photosensibilisierung, Mundtrockenheit, gastrointestinale Störungen, Herzklopfen, Elektrolytverluste

- Spasmo gallo sanol

Anw.: Störungen der Gallenblasenfunktion

Nw.: Tachykardie, Mundtrockenheit, zentralnervöse Störungen

Krankengymnastik:

- Gleichgewichtsschulung
- Bewegungen mit dem gelähmten Bein im Sitzen und im Liegen
- Gehschule

4. Ergotherapeutischer Befund und Problemstellung

4.1.1 Ersteindruck

Frau H. erschien im Rollstuhl, den sie mit Hilfe der rechten Hand und des rechten Fußes selbständig fortbewegt. Sie ist ca. 150 cm groß, und übergewichtig. Ihre Körperhaltung war in sich zusammengesunken. Der linke Fuß lag auf der Fußraste des Rollstuhls, der linke Arm hing im Schoß, zwischen den Oberschenkeln eingeklemmt. Bekleidet war sie der Jahreszeit angemessen mit einer Hose und einem Pullover. Insgesamt machte sie einen sauberen, gepflegten Eindruck. Frau H. hat kurzgeschnittenes, silbergraues, dauergewelltes Haar. Die Gesichtsfarbe war frisch und rosig. Die Sprache war etwas verwaschen aber gut verständlich. Frau H.'s Mimik ist lebhaft auf der gesunden rechten Seite und sparsam auf der betroffenen linken Seite. Sie kann den Blickkontakt über einen Zeitraum von einigen Sekunden aufrechterhalten.

4.1.2 Motorischer Befund

Frau H.'s Haltung im Sitzen ist durch die Hemiparese asymmetrisch. Die Rumpfmuskeln auf der paretischen Seite sind durch die Spastik verkürzt, das Schulterblatt auf der gleichen Seite retrahiert und in depressionsstellung, der linke Fuß innenrotiert, der linke Arm im Schultergelenk adduziert, die Hand hängt herunter.

Beim Aufstehen aus dem Rollstuhl benötigt Frau H. Hilfestellung, das nach dem Bobath-Konzept erfolgt. Der Transfer aus dem Rollstuhl auf den Stuhl erfolgt über die betroffene Seite, der Rücktransfer über die nichtbetroffene Seite. (Auf ausdrücklichen Wunsch von Frau H, da sie die letzten 2 1/2 Jahre immer so umgesetzt wurde)

Im Stand, was nur kurze Zeit möglich ist, wird hauptsächlich das rechte Bein belastet, das jedoch wegen einer Gonarthrose ebenfalls nicht voll funktionsfähig ist. (Wird durch die KG behandelt). Das paretische Bein ist leicht innenrotiert, in Hüfte und Kniegelenk etwas gebeugt. Der linke Arm hängt schlaff herunter, spastisches Muster der Hand.(= Humeroulnargelenk etwas flexiert, Pronation des Unterarmes, der Daumen ist adduziert und von den übrigen Fingern umschlossen.)

Gehübungen macht Frau H. im Rahmen der Krankengymnastik, daher ist mir eine Beschreibung des Gangbildes nicht möglich.

Der Kopf ist sowohl im Sitzen als auch im Stehen leicht nach links geneigt und nach rechts gedreht ("sie schaut ihren Herd an") Auf Aufforderung ist es Frau H. möglich, den Kopf nach rechts zu neigen, und nach links zu drehen.

Bei Gleichgewichtsverlagerung im Sitzen ist eine Rumpfrotation in beiden Richtungen nur geringfügig möglich. Die Seitwärtsneigung nach rechts ist durch die verkürzte Rumpfmuskulatur erschwert. Gleichgewichtsverlagerungen im stehen führen zu einer Verstärkung des spastischen Musters.

Im geschädigten Arm ist es Frau H. möglich, die Flexion im Ellenbogengelenk und in den Fingergelenken sowie die Anteversion im Schultergelenk aktiv auszuführen, auch gegen Widerstand, was zu einer Verstärkung des spastischen Musters führt. Bei Husten, Gähnen u.s.w. kommt es zu assoziierten Bewegungen auf der paretischen Seite. Das äußert sich ebenfalls in einer Erhöhung der Spastik der betroffenen Seite.

Nach Lösen der Spastizität im linken oberen Extremität sind folgende Bewegungen passiv durchführbar:

- Schultergelenk

~ Anteversion	ca. 90°
~ Retroversion	ca. 35°
~ Abduktion	ca. 90°
~ Adduktion	ca. 10°
~ Innenrotation	ca. 25°
~ Außenrotation	ca. 30°
~ Elevation bei	

| - Abduktion | ca. 10° |
| - Anteversion | ca. 10° |

Innen- und Außenrotation wurden bei adduziertem Arm und bei im Ellenbogen angewinkelten Unterarm gemessen.

Ellenbogengelenk

| Flexion | ca. 110° |
| Extension | 0° |

Radioulnargelenk

| Supination | ca. 20° |
| Pronation | ca. 30° |

Handgelenk

Palmarflexion	ca. 15°
Dorsalextension	ca. 10°
Ulnarabduktion	ca. 15°
Radialabduktion	ca. 10°

Fingergelenke

- Daumenabduktion	ca. 40°
- Opposition	ca. 50°
- Flexion im Grundgelenk	ca. 35°
- Flexion im Endgelenk	ca. 25°

Digiti 2-4:

- Flexion der Grundgelenke	ca. 90°
- Flexion der Mittelgelenke	ca. 90°
- Flexion der Endgelenke	ca. 70°

Der rechte Arm, Hand- und Fingergelenke sind frei beweglich, ebenso das rechte Bein. Die Gesichtszüge von Frau H. sind durch die Facialisparese nach rechts verzogen, der linke Mundwinkel hängt etwas herab, was schon mal leichten Speichelfluss verursacht. Auch bleiben Essensreste im linken Mundwinkel und Backentasche hängen.

Die Sprache ist durch die Facialisparese und daraus resultierenden motorischen Ausfällen im Bereich der Lippen, der Zunge und der Kaumuskulatur leicht verwaschen, aber gut verständlich. Frau H. kann ihre Zunge gut bewegen, auf Anweisung in allen Richtungen, wobei die Bewegung nach links etwas eingeschränkt ist. Sie ist in der Lage, die Lippen zu bewegen und zu pfeifen.

4.1.3 Sensibilitätsbefund

Frau H.`s Tiefensensibilität auf der betroffenen Seite ist erheblich gestört. Passive Bewegungen des linken Armes und der Hand können - ohne visuelle Kontrolle - mit dem rechten Arm und der rechten Hand nicht nachgeahmt werden. Insbesondere die Flexion des linken Ellenbogengelenkes und die Adduktion im Schultergelenk konnten von Frau H. nicht nachgestellt werden, ebenso die Bewegung einzelner Finger.

Bei der Prüfung der Oberflächensensibilität stellte ich fest, dass Frau H. weder kalte - warme, weiche - rauhe, noch leichte Berührung - festen Druck sicher unterscheiden kann. Sie hat oft nur geraten, und bei leichten Berührungen reagierte sie überhaupt nicht. Die Tests wurden mit unterschiedlich temperierten Glasrörchen (ca. 60øC - und ca. 0øC), unterschiedlich harten Bürsten und Pinseln sowie Berührung der Haut mit meiner Hand durchgeführt. Die visuelle Kontrolle wurde dabei durch schließen der Augen ausgeschlossen.

Bei der Überprüfung der Stereognosie - ohne visueller Kontrolle - mit Hilfe von verschiedenen Gegenständen (Bleistift, Radiergummi, Büroklammer, Löffelchen sowie unterschiedlich geformten Holzklötzen) zeigte Frau H. keine Auffälligkeiten. Der Test wurde mit der linken Hand ausgeführt.

Die Untersuchung der Zweipunktediskriminierung ergab, dass Frau H. den Abstand von 1mm bis 16 mm (größter Messabstand) nicht unterscheiden kann, auch die Informationen spitz - stumpf können nicht sicher unterschieden werden.

4.1.4 Neuropsychologischer und kognitiver Befund

Neuropsychologische Störungen wie Akalkulie, Agraphie, Alexie und Agnosie konnten von mir nicht beobachtet werden. Eine Sequenzanalysestörung (Bilder von Handlungsfolgen in logische Reihenfolge bringen) - oder ideomotorische Apraxie liegen ebenfalls nicht vor (sie kann auf Anweisung hin typische Bewegungen machen - z. B. einen Vogel zeigen u.s.w.)

Eine konstruktive Dyspraxie scheint vorzuliegen, was aus ihrer Art, ein Fahrrad darzustellen, hervorgeht: Das Fahrrad weist viele Details auf, die aber nicht in einem logischem Zusammenhang zueinander stehen.

Ihre Neuropsychologischen Störungen zeigen sich auch sehr deutlich beim Versuch, fehlende Teile auf Bildern zu erkennen und richtig zuzuordnen. ("Was fehlt?")

Im kognitivem Bereich zeigt Frau H. keine Ausfälle. Sie ist zur Person, Zeit und Ort orientiert. Die Geschehnisse aus ihrer Lebensgeschichte bringt sie nicht durcheinander. Ihr Kurzzeitgedächtnis ist alters entsprechend. Das Auffassungsvermögen ist nicht eingeschränkt, sie versteht Anweisungen, die ich ihr während der Therapiestunde gebe, und kann diese auch umsetzen. Sie verfügt über genügend Ausdauer und Motivation in den Therapieeinheiten von 45 Minuten. Bei der Beschreibung von Bildern oder Fotoserien kann sie Personen und ihre jeweilige Situation richtig erfassen und analysieren.

Aufgabenstellung: Bitte zeichnen Sie ein Fahrrad!

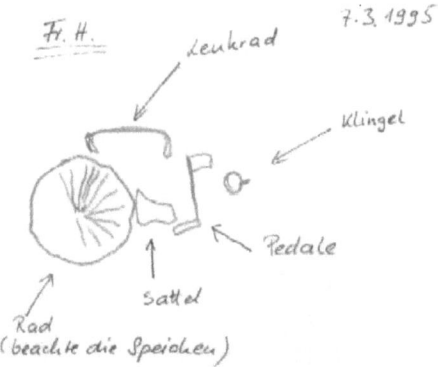

4.1.5 Psychischer Befund / Auffälligkeiten

Frau H. ist sehr motiviert, an der Ergotherapie teilzunehmen, sie kommt gerne und hält ihre Termine ein. Sie ist bereit, alles, was man ihr im Rahmen der Therapie anbietet, mitzumachen.

Sie neigt zu Selbstmitleid und unterliegt häufigen Stimmungsschwankungen. (Vermerk in der Pflegedokumentation.) Frau H. beschwert sich des öfteren über das Pflegepersonal auf Station. Da ich ihre Situation auf der Station nicht kenne, kann ich nicht beurteilen, ob diese "Nörgeleien" berechtigt sind, oder aber krankheitsbedingte psychische Veränderungen als Ursache haben.

4.1.6 Selbsthilfestatus / Hilfsmittel

- Beim Transfer zwischen Bett und Rollstuhl, sowie beim Transfer vom Rollstuhl auf einen Stuhl - und zurück - benötigt Frau H. Hilfestellung.

- Sie ist in der Lage sich - mit Hilfe ihres Rollstuhles - selbständig im Hause zu bewegen. Ihre Beweglichkeit außerhalb des Hauses ist durch den Rollstuhl, mit dem sie nicht überall hinfahren kann, erheblich eingeschränkt. In diesem Fall ist sie auf die Hilfe anderer angewiesen. Frau H.'s körperliche Belastbarkeit ist durch die Koronarerkrankung zusätzlich eingeschränkt.

- Bei entsprechender Vorbereitung nimmt sie ihre Mahlzeiten selbständig zu sich. Hilfe benötigt sie bei allen Tätigkeiten, die bimanuell ausgeführt werden müssen, wie z.B. das Schmieren eines Butterbrotes, Schälen von Obst, Zerkleinern von Fleisch, u.s.w.

- Sie benötigt Hilfe bei der Körperpflege und beim An- und Ausziehen (Knöpfe schließen, Strümpfe anziehen, Schuhe binden).

- Alltägliche Handgriffe wie Tür aufschließen, Türklinke benutzen, Wasserhahn auf- und zudrehen, u.s.w. führt sie ausschließlich mit der rechten Hand aus.
- Schreiben ist mit der rechten Hand möglich.
- Zum lesen benötigt Frau H. eine Lesebrille.
- Für die Gehübungen benötigt sie einen Vier- Punkte- Stock.

4.2 Ergotherapeutische Problemstellung

Aufgrund der Befunderhebung ergibt sich folgende ergotherapeutische Problemstellung:

- Massive Störungen der Tiefen- und Oberflächensensibilität links.
- Tonuserhöhung im paretischen Arm und Hand.
- Zunehmende Gefahr von Kontrakturen im Bereich der gesamten oberen Extremität der betroffenen Seite.
- Keine motorische Funktion in der linken Hand, diese kann auch keine Haltefunktion ausüben.
- Asymmetrische Körperhaltung durch Verkürzung der Rumpfmuskulatur.
- Ungenügende Rumpfrotation.
- Unselbständigkeit und Hilfsbedürftigkeit in sehr vielen Bereichen des Alltages.
- Einschränkung der Mobilität (Rollstuhl)
- Neuropsychologiesche Störungen wie:
    - Raumanalysestörung
    - Konstruktive Dyspraxie
    - Störung des Körperschemas und der
    - Körperwahrnehmung

5.   Zielsetzung und therapeutischer Weg

5.1.1 Behandlungsziele und Begründung (=Fernziele)

Frau H. soll in der Lage sein, mehr Selbständigkeit in alltäglichen Tätigkeiten zu erreichen. Im Bereich des Fernzieles würde es bedeuten, dass sie ihren Butterbrot ohne Hilfe schmieren, ihre Brötchen selbst aufschneiden (z.B. mit Hilfe des "Einhänderbrettchens") und ihr Frühstücksei ohne Hilfe "köpfen" kann. (Rutschfeste Unterlage) Sie sollte den Transfer mit weniger Hilfestellung als bisher durchführen. Sie sollte eine größtmögliche Selbständigkeit und Unabhängigkeit bei der Verrichtung der Körperpflege, beim An- und Auskleiden erreichen. Des weiteren soll der jetzige Zustand der geistigen Leistungsfähigkeit erhalten werden.

5.1.2 Nahziele mit Begründung

Für die ET lassen sich folgende Nahziele festlegen:

- Verbesserung der Sensibilität im linken Arm, da diese Voraussetzung ist für spätere motorische Funktionen.
- Vermeidung von Kontrakturen und Gelenkversteifungen zur Erhaltung des jetzigen Bewegungsausmaßes in den plegischen Extremitäten.

- Bewegungsanbahnung und Hemmung der falschen Bewegungsabläufe, um der Patientin das Gefühl für die jeweiligen Bewegungsabläufen zu vermitteln.
- Lockerung der Spastizität, um die physiologischen Bewegungsabläufe zu ermöglichen, und um Kontrakturen zu verhindern.
- Stabilisierung des Körpergefühls, um die Vernachlässigung der linken Körperseite zu vermeiden.

5.1.3 Mittelfristige Ziele mit Begründung

Zu den mittelfristig realisierbaren Zielen gehören:

- Weiterhin die Vorbeugung von Kontrakturen und Gelenkversteifungen zur Erhaltung des Bewegungsausmaßes in der plegischen Seite.
- Verbesserung der Rumpfrotation zur Erleichterung der Körperpflege, und des An- und Ausziehen.
- Langsame Belastung des plegischen Beines im Stehen.
- Einbeziehung in das Gemeinschaftsleben des Hauses, um neue Kontakte herzustellen, bzw. alte zu pflegen.

5.2 Aufzeichnung des Therapeutischen Weges

5.2.1 Nahziele

Tätigkeiten und Medien:

- Lockerung der Spastik durch cutane Stimulation zur Anregung der Durchblutung und Wiedererlangung der Sensibilität mit Hilfe von Dermapunkturroller, Bürsten, Eisbeutel.
- Passives Durchbewegen der oberen Extremität - von proximal nach distal - zur Kontrakturprophylaxe und Erhaltung der Gelenkbeweglichkeit.

Verfahren:

- kompetenzzentriert

Grundhaltung:

- Akzeptanz und Empathie, (die Grundvoraussetzung jeder Behandlung sind) d.h. ihr zeigen, dass ich sie so akzeptiere, wie sie ist, und ich versuche, ihre Situation zu verstehen.

- korrigierend, wenn es erforderlich ist, (z.B. die Sitzhaltung).

- Hilfestellung, wenn nötig (z.B. beim Transfer)

- Zeit geben, (um zu spüren, z.B. beim Sensibilitätstraining)

Sozialform:

- Einzeltherapie

Arbeitsplatz:

- Der Ergotherapieraum verfügt über ausreichende Beleuchtung, ist hell und freundlich eingerichtet und verfügt über genügend Platz.

- Alle Hilfsmittel für die Therapieeinheit sind in greifbarer Nähe, um unnötige Ablenkungen während der Therapie zu vermeiden.

- Polsterstuhl mit Rückenlehne - bietet genügend Bewegungsfreiheit für alle Übungen, die im sitzen ausgeführt werden, erlaubt die Rumpfrotation, bietet aber genügend Sicherheit gegen Umkippen nach hinten bei Gleichgewichtsverlagerung.

- der Tisch ist höhenverstellbar und in der Ebene kippbar, an ihm kann z.b. das modifizierte Solitaire- Spiel befestigt werden. Die Höhe wird individuell für Frau H. in optimaler Höhe eingestellt.

5.2.2 Mittelfristige Ziele

Tätigkeiten und Medien:

-   Bilaterales Arbeiten zur Hemmung der Spastizität und Bewegungsanbahnung mit Hilfe von Wischübungen.

-   Bilaterale Übungen am Ringbaum zur Verbesserung der Rumpfrotation.

-   Arbeiten am modifizierten Solitaire- Spiel zur Förderung der Grobmotorik, der Rumpfrotation sowie als neuropsychologisches Training.

Verfahren:

- Kompetenzzentriert

Grundhaltung:

- Akzeptanz, Empathie
- notwendige Hilfestellung geben
- Zeit lassen - um zu eigenen Lösungswegen zu gelangen
- begleitend, stützend, korrigierend, wenn erforderlich.

Sozialform:

- Einzeltherapie

Arbeitsplatz:

- Alle Hilfsmittel für die Therapieeinheit sind in greifbarer Nähe.

- Höhenverstellbarer Tisch, um - Patientenbezogen - individuell arbeiten zu können

- Polsterstuhl mit Rückenlehne (für Transfer).

- Der Ergotherapieraum verfügt über ausreichende Beleuchtung, ist hell und freundlich eingerichtet und verfügt über genügend Platz.

5.2.3 Fernziele

Tätigkeiten und Medien

- Training im ADL - Bereich, z.b. Aus- und Anziehtraining - Erlernen von Techniken, die zu mehr Selbständigkeit führen. (Pullover aus- und anziehen, Reißverschluss öffnen und schließen).

- Hilfsmittelversorgung z.b. mit dem Einhänderbrettchen, um vom Stationspersonal unabhängiger zu werden.

Verfahren:

- Kompetenzzentriert

Grundhaltung:

- Die Selbständigkeit fördernd,
- Akzeptanz der Defizite, Empathie,
- begleitend, stützend.

Sozialform:

- Einzeltherapie

Arbeitsplatz:

- Ergotherapieraum, wie oben bereits beschrieben,
- Eigenes Zimmer von Frau H. auf der Pflegestation, um Alltagssituationen mit einbeziehen zu können (z.B. die Mahlzeiten)

5.3 Behandlungsverlauf mit Bewertung

Die ergotherapeutische Behandlung findet zweimal wöchentlich statt, und dauert jeweils 45 Minuten. Es folgt eine Auflistung der einzelnen Sitzungen:

1. 2.1995:   cutane Stimulation; Spastik lösen; Schlitzkasten; zusammengesetzte Wörter.

7. 2.1995:   cutane Stimulation; Spastik lösen; passives Durchbewegen; Hausmosaik; Anagram.

8. 2.1995:   Transfer; cutane Stimulation; Bürsten; modifiziertes Solitaire- Spiel; Kaverigram.

14.2.1995:	Transfer; cutane Stimulation; Spastik lösen; Zahlendurcheinander; Wörter ergänzen;
15.2.1995:	Transfer; cutane Stimulation; Spastik lösen; passives Durchbewegen des linken Armes.
21.2.1995:	Transfer; cutane Stimulation; Spastik lösen; passives Durchbewegen des linken Armes; motorischer Befunderhebung.
22.2.1995	Transfer; cutane Stimulation; passives Durchbewegen; modifiziertes Solitaire.
28.2.1995:	Transfer; cutane Stimulation; passives Durchbewegen; modifiziertes Solitaire.
1. 3.1995:	Transfer; cutane Stimulation; Igelball; passives Durchbewegen; ADL- Training (Pullover aus- und anziehen)
7. 3.1995:	Spastik lösen; passives Durchbewegen; cutane Stimulation; neuropsychologische Tests
8. 3.1995:	Transfer; Spastik lösen; cutane Stimulation; neuropsychologisches Training (Hausmosaik)
15.3.1995:	Transfer; cutane Stimulation; Spastik lösen; Sensibilitätsbefund; Gegensätze
22.3.1995:	Transfer; Spastik lösen; cutane Stimulation; Wischübungen; Ringbaum
23.3.1995:	Transfer; Spastik lösen; cutane Stimulation; Wischübungen; Knobelturm; Solitaire
28.3.1995:	Transfer; Spastik lösen; cutane Stimulation; Knobelturm; Anagram; ADL - Training (Pullover); Bilaterale Übungen mit Ringen
29.3.1995:	Im Patientenzimmer - ADL- Training (Frühstück) Transfer; cutane Stimulation; bilaterale Übungen am Ringbaum; Knobelturm;

Zusammenfassung und Bewertung des Behandlungsverlaufs:

- Frau H. ist 84 Jahre alt. Ihrer allgemeinen Leistungs- und Lernfähigkeit sind allein schon durch ihr hohes Alter Grenzen gesetzt. Hinzu kommt, dass der apoplektischer Insult bereits 2 1/2 Jahre zurückliegt.

- Aus diesen Gründen kann sie den Zielen nur in kleinsten Schritten näherkommen, man muss auch Stagnation oder Rückschritte als gegeben hinnehmen. Im Zeitraum meiner Behandlung ist es mir gelungen, Rückschritte zu verhindern. Die Spastik hat sich nicht verstärkt, die Beweglichkeit der Gelenke des linken Armes messbar gebessert: z.B. war vor ca. einem Jahr die Supination nicht durchführbar, heute ist sie (nach Lockerung der Spastik) möglich.

- Die Sensibilität im betroffenen Arm ist verbessert worden (Frau H. empfindet Druck-Kälte- und Schmerzreize)

- Die neuropsychologischen Ausfälle haben eine deutliche Verbesserung gezeigt, was beim Vergleichen der aktuellen Tests mit dem von vor einem Jahr sehr deutlich wird (beispielsweise bei der Zeichnung der Uhr oder des Fahrrades)

- In vielen alltäglichen Situation ist eine Selbständigkeit erreicht, die für Frau H. sehr wichtig ist, z.B. kann sie ihre Mahlzeiten - nach entsprechender Vorbereitung - selbständig zu sich nehmen. Auch kann sie sich mit ihrem Rollstuhl allein im Haus fortbewegen, die meisten Kleidungsstücke selbst an- und ausziehen, telefonieren, Briefe schreiben etc.

- Da sie sehr gerne zur Ergotherapie kommt, bekommt sie auch ein kleines Stückchen Lebensfreude und -qualität, nicht zuletzt genießt sie auch die ungeteilte Aufmerksamkeit, die ihr hier zuteil wird.

5.4. Vorschläge für weiteres therapeutisches Vorgehen

- Weiterführung der Maßnahmen zur Vorbeugung von Kontrakturen und Gelenkversteifungen

- Therapiefrequenz von zweimal wöchentlich 45 Minuten beibehalten.

- Sensibilitätstraining zur weiteren Verbesserung der sensiblen Funktionen

- Förderung der Selbständigkeit im ADL - Bereich

- Neuropsychologisches Training (mit Knobelturm, Hausmosaik, "was fehlt", Solitaire usw:)

6. Sichtstundenplanung

6.1 Zielsetzung mit Begründung

- Hemmung der Spastizität in der Schulter und im paretischen Arm, um den Muskeltonus zu normalisieren und den verbesserten Tonus für aktive Bewegungen zu nutzen (bilateral)

- Erhalten der Beweglichkeit, um Kontrakturen, Schmerzen und Bewegungseinschränkungen zu vermeiden.

- Stimulation der Oberflächen- und Tiefensensibilität.

- Verbesserung der neuropsychologischen Funktionen.

6.2 Durchführung mit Begründung

6.2.1 Verfahren

Kompetenzzentriert.

Um die Sensibilität zu trainieren werde ich die cutane Stimulation mit dem Dermapunkturroller durchführen. Dies führt erfahrungsgemäß auch zu einer Lockerung der Spastik in der Hand. Die Lockerung der Spastik im Schulter- Arm - Bereich werde ich nach dem Bobath- Konzept, von proximal nach distal durchführen. Anschließend werde ich den Bereich der linken oberen Extremität passiv durchbewegen.

Beim Knobelturm kommt es darauf an, vier verschieden große Holzscheiben von einem Stab zu einem anderen Stab zu versetzen. Laut Spielregel darf dabei immer nur eine kleinere Scheibe auf einer größeren liegen. Die Lösung des Spiels erfordert einiges an Planung, logisches Denken und räumliches Vorstellungsvermögen. Mit diesem Medium werden eben diese Fähigkeiten trainiert. Hinzu kommt die Übung der Greiffunktion der Hand.

6.2.2 Grundhaltung

- beobachtend - bei der passiven Mobilisation, ob bestimmte Bewegungen Schmerzen verursachen.
- führend - beim passiven Durchbewegen.
- unterstützend - beim Transfer.
- korrigierend - bei unphysiologischer Bewegungsausführung.
- Empathie und Akzeptanz - trotz ihrer Schwächen und Gebrechen.
- ihr genügend Zeit gebend - um selbst eigene Lösungen zu entwickeln.
- die Selbständigkeit fördernd - (so viel Hilfestellung geben wie nötig, aber so wenig wie
- möglich - während der gesamten Therapieeinheit).

6.2.3 Sozialform

Einzeltherapie

6.2.4 Medien

- Dermapunkturroller,
- Igelball,
- Knobelturm

6.2.5 Arbeitsplatzgestaltung

- Alle Hilfsmittel für die Therapieeinheit sind in greifbarer Nähe.

- Höhenverstellbarer Tisch, um - Patientenbezogen - individuell arbeiten zu können

- Polsterstuhl mit Rückenlehne (für Transfer).

- Der Ergotherapieraum verfügt über ausreichende Beleuchtung, ist hell und freundlich eingerichtet und verfügt über genügend Platz.

6.3 Geplanter Verlauf der Sichtstunde mit Zeiteinteilung

10 00 Uhr: Eintreffen der Patientin, Begrüßung und Vorstellung der Dozentin

10 05 Uhr: Transfer aus dem Rollstuhl in einen im Winkel stehenden Polsterstuhl.

10 08 Uhr: cutane Stimulation des linken Unterarmes bzw. der linken Hand

10 20 Uhr: passives Durchbewegen des linken Armes

10 25 Uhr: Neuropsychologisches Training mit dem Knobelturm

10 40 Uhr: Transfer zurück in den Rollstuhl (diesmal über die rechte Seite, auf ausdrücklichen Wunsch von Frau H.), Verabschiedung

Verwendete Literatur:

- Mathias Wais, Neuropsychologische Diagnostik für Ergotherapeuten

- Mathias Wais, Therapie der Raumanalysestörung bei rechtshemisphärisch Hirngeschädigten

- Mathias Wais, Neuropsychologie für Ergotherapeuten

- P. M. Davies, Hemiplegie

- W. Frank, Kurzlehrbuch der Neurologie

- Pschyrembel, Klinisches Wörterbuch

- Rote Liste (1993)

- Unterrichtsunterlagen FBT - Neurologie und Neurologie

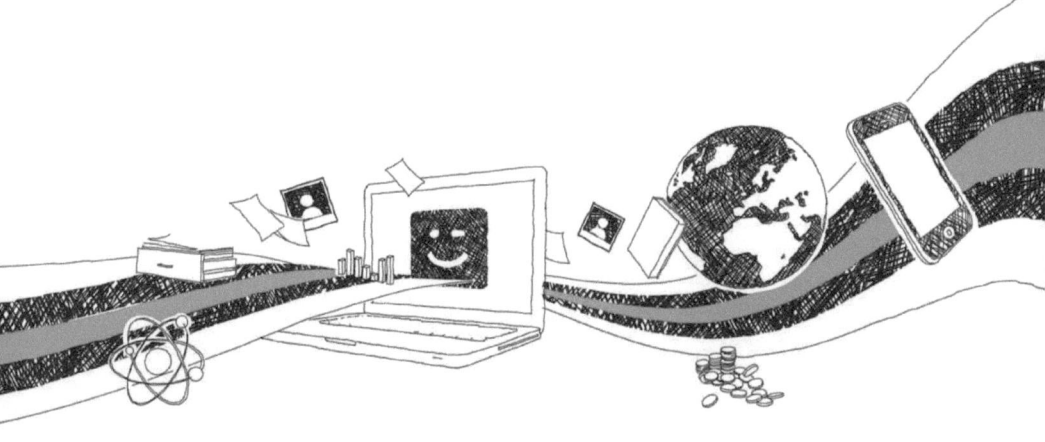
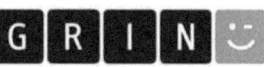